AF404011

CONTRIBUTION A L'ÉTUDE

DES

SOUFFLES CARDIO-PULMONAIRES

(SOUFFLES DIASTOLIQUES DE LA BASE)

PAR

Le Dr Louis MAGDELAINE

Ancien interne des hôpitaux de Paris

PARIS

G. STEINHEIL, ÉDITEUR

2, RUE CASIMIR-DELAVIGNE, 2

—

1897

CONTRIBUTION A L'ÉTUDE

DES

SOUFFLES CARDIO-PULMONAIRES

(SOUFFLES DIASTOLIQUES DE LA BASE)

IMPRIMERIE LEMALE ET Cie, HAVRE

CONTRIBUTION A L'ÉTUDE

DES

SOUFFLES CARDIO-PULMONAIRES

(SOUFFLES DIASTOLIQUES DE LA BASE)

PAR

Le Dr Louis MAGDELAINE

Ancien interne des hôpitaux de Paris

⸺ ⊰•⊱ ⸺

PARIS

G. STEINHEIL, ÉDITEUR

2, RUE CASIMIR-DELAVIGNE, 2

—

1897

CONTRIBUTION A L'ÉTUDE

DES SOUFFLES CARDIO-PULMONAIRES

(SOUFFLES DIASTOLIQUES DE LA BASE)

INTRODUCTION

Alors que nous avions l'honneur d'être l'interne de M. le Dr Huchard, médecin de l'hôpital Necker, nous avons été frappé de la difficulté que peut présenter parfois l'auscultation des bruits du cœur et surtout l'interprétation de certains souffles.

« Constater la présence d'un souffle est relativement facile ; le localiser au niveau d'un des orifices du cœur en déterminant exactement son maximum est déjà chose plus délicate. Mais la constatation et la localisation de ce bruit anormal ne constituent encore que la moitié de la tâche. Ceci fait, il faut interpréter le symptôme trouvé, ce qui devient infiniment plus difficile. »

Il s'agissait d'une malade de notre service, suivie cependant avec le plus grand soin et qui fut l'objet d'une erreur de diagnostic tant à Necker que dans le service de la Charité où elle était précédemment. Cette erreur fut partagée par tous ceux qui la virent et l'auscultèrent. Tous furent d'accord pour diagnostiquer une insuffisance aortique considérable, alors que l'autopsie démontra l'intégrité de l'orifice aortique et de ses valvules.

Cette observation, rédigée par nous, fut présentée avec les pièces anatomiques par M. Huchard à la Société médicale des hôpitaux ; nous la reproduisons à la fin de ce travail.

L'année suivante (1897), il nous a été donné de trouver de nouvelles observations de souffles simulant l'insuffisance aortique, l'une dans le service de notre cher maître, le Dr Labadie-Lagrave, à la Charité ; l'autre dans le service de M. le professeur Potain, toutes deux ayant donné lieu à une discussion sérieuse du diagnostic.

La rareté relative de ces faits, au diagnostie parfois très ardu, jointe à la bonne fortune de pouvoir en rapporter quelques exemples nouveaux, nous a décidé à recueillir ces observations, à les rapprocher de quelques autres dont plusieurs sont inédites, et à grouper ainsi les éléments qui pourront servir à apporter quelque lumière sur cette question des souffles diastoliques cardio-pulmonaires de la base du cœur.

Avant d'aborder l'étude des souffles diastoliques anorganiques de la base, nous jetterons un coup d'œil rapide sur l'historique de cette question encore récente. Les documents sur ce sujet ne sont pas abondants, tant en France où leur pathogénie est connue depuis les travaux de

Potain, qu'à l'étranger où elle est encore fort discutée (1).

Nous rappellerons les caractères généraux des souffles anorganiques, leurs propriétés caractéristiques ; nous aborderons ensuite les particularités de leur localisation à la base et au deuxième temps de la révolution cardiaque ; puis, lorsque leur symptomatologie sera bien établie, nous passerons à la discussion du diagnostic de la nature même de ces bruits de souffle et des causes nombreuses pouvant produire des bruits anormaux diastoliques de la base du cœur et qui pourraient être confondus avec eux.

(1) Nous recevons, en écrivant ces lignes, une communication de M. le Prof. V. Schrötter ; elle nous est transmise par M. Von Weismayr qui nous fait très aimablement parvenir des renseignements sur ce sujet. M. le Prof. V. Schrötter insiste sur ce point qu'il ne reconnaît pas l'existence de souffles diastoliques dont l'origine serait « occasionnelle ». Juillet 1897.

CHAPITRE PREMIER

Historique.

Nous ne voulons pas refaire ici l'historique des souffles pulmonaires, nous attachant surtout à la question de leur localisation à la base et à la diastole. Nous rappellerons seulement que les premiers faits de souffles extracardiaques, l'autopsie ayant démontré le cœur sain, sont dus à Laënnec. Puis nous retrouvons les noms de Maclachlan en 1843 (bruit rappelant l'aboiement d'un jeune chien); de Latham en 1845 (souffle et autopsie négative); de Barkley et Williams en 1851.

Leur nature pulmonaire a été reconnue par Thornburn et Richardson (pulsatile respiration); par Skoda (1863), par Kriesner (1875), par Gerhardt (souffle vésiculaire systolique).

Depuis quelques années, on a publié, surtout à l'étranger, un certain nombre d'observations de souffles dits accidentels (accidentelle Herzgeraüsche), l'explication de leur production n'étant pas donnée par les lésions anatomiques.

« Il est impossible, à l'étude attentive des observations signalées comme exemples de souffles diastoliques *accidentels*, de ne pas être frappé de l'analogie étroite que le plus grand nombre de ces bruits (1) présente avec les souffles cardio-pulmonaires. »

Parmi ces souffles accidentels, on en trouve très peu siégeant à la diastole et surtout localisés à la base. Certains auteurs même nient leur existence [Bamberger (2) et Guttmann (3)].

H. Vierordt (4) les a mieux étudiés ; il les admet tout en les trouvant fort rares et il les localise dans la région de l'artère pulmonaire.

Friedreich (5) a signalé dès 1855 des bruits produits par les mouvements du cœur dans les parties du poumon normales ou modifiées pathologiquement qui le touchent et pouvant facilement faire croire à une affection du cœur.

Weiss (6) rapporte trois observations de souffle diastolique siégeant dans le 3e, le 4e et le 5e espace intercostal du côté gauche du sternum ; à l'autopsie on ne trouva aucune lésion organique du cœur.

Duroziez (7) publie une observation de souffle diastolique de la base auquel il attribue une origine veineuse, ne pouvant le rattacher à une altération des orifices artériels, vérification faite à l'autopsie (obs. VIII).

Litten (8) admet également l'origine veineuse de ces souffles.

(1) BARIÉ. *Arch. médic.*, 1896.
(2) BAMBERGER. *Lehrb. der Krankt. des Herzens.* Wien, 1857.
(3) GUTTMANN. *Lehrb. der Klinish.* Berlin, 1878.
(4) VIERORDT. 1886.
(5) FRIEDREICH. *Virchow's Handb.*, 1855.
(6) WEISS (cité par POTAIN). *Wien. med. Woch.*, 1888, n° 6.
(7) DUROZIEZ. *Union médicale*, 1885.
(8) LITTEN. *Deutsch. medicin. Wochens.*, février 1887.

Sahli (1) pense que le bruit se passe dans la veine cave supérieure.

Potain (2) (1894) traite complètement ou plutôt crée cette question des souffles cardio-pulmonaires. C'est à lui qu'il faut rapporter l'honneur d'avoir étudié, avec une précision magistrale, les caractères et le mécanisme des bruits de souffle extra-cardiaques pulmonaires. Il consacre une étude particulière au souffle diastolique, dont il reconnaît la rareté. Nous trouvons cependant dans ses cliniques quelques observations de souffle diastolique de la base dont une seule avec autopsie (obs. VII).

Chauffard (3) (1895) rapporte un fait avec autopsie de souffle diastolique, qu'il considère comme probablement d'origine cardio-pulmonaire (obs. XIII).

Huchard (4) (mars 1896) présente à la Société médicale des hôpitaux une observation à laquelle il a été fait allusion plus haut (obs. I). Il joint à cette communication si intéressante sur le cas le plus curieux et le plus difficile que l'on puisse relever, un aperçu sur l'historique de ces faits ; il montre la rareté des documents sur cette question et en provoque la discussion.

Barié (5) (mai 1896), dans un long et intéressant travail sur les pseudo-insuffisances aortiques, rapporte un certain nombre d'observations étrangères et rappelle un cas observé par lui à l'hôpital Tenon.

(1) SAHLI. *Correspond. Blatt. f. Schweizer Aertze*, 1885, et 15 janvier 1895.

(2) POTAIN. *Clin. Charité*, 1894.

(3) CHAUFFARD. *Journal des praticiens*, décembre 1895.

(4) HUCHARD. *Bulletin Soc. méd. des hôpitaux*, mars 1896.

(5) BARIÉ. *Archives de médecine*, mai 1896 ; *Société méd. des hôp.*, 20 mars 1896.

Le Gendre (1) (1897), dans une clinique intitulée : *De quelques gros foies,* signale un fait fort intéressant avec autopsie (obs. XIV).

(1) LE GENDRE. *Sem. méd.,* 20 janvier 1897.

CHAPITRE II

Souffles cardio-pulmonaires. — Pathogénie. — Mécanisme.

§ 1. — Pathogénie.

« Il est établi manifestement par nombre de faits presque
tous appuyés de constatations anatomiques, qu'on peut
entendre au-devant du cœur, sans que cet organe soit
affecté d'aucune lésion, non seulement le souffle systolique
et doux attribué par Bouillaud à la chloro-anémie, mais
aussi des souffles présentant tous les caractères habituel-
lement assignés aux souffles d'origine organique. C'est à
ces bruits absolument indépendants de toute altération des
orifices du cœur qu'on a donné le nom de souffles anorganiques. »

M. le professeur Potain (1) a en effet prouvé que ces
bruits qui se produisent dans la région cardiaque, sans
qu'il existe aucune lésion de cet organe, ne peuvent se
passer dans le cœur, et qu'on ne peut même imaginer
comment ils pourraient s'y produire.

Il a montré en effet qu'aucune modification du sang
ni des orifices du cœur ne peut rendre compte des souffles
inorganiques ; de plus, que ceux de la base notamment

(1) *Cliniques de la Charité*, p. 339 à 355.

n'ont avec l'anémie qu'un rapport très indirect ; que l'hydrémie, l'état globulaire ou le spasme ne peuvent produire ces souffles.

Remarquons en passant que ces démonstrations portent surtout sur les souffles pouvant se passer du côté des orifices artériels, par conséquent sur les bruits de la base, de beaucoup plus fréquents du reste, dans la région de l'artère pulmonaire que dans la région aortique. Ce qui est vrai des souffles systoliques s'applique encore mieux aux souffles diastoliques de cette région.

De sorte que les bruits de souffles produits dans la région du cœur, sans lésion de celui-ci, ne pouvant se passer dans l'intérieur sont nécessairement extra-cardiaques. D'autre part, ils ne se passent ni dans le péricarde ni dans la plèvre, car les frottements péricardiques et pleuraux, fort analogues sans doute, ont néanmoins des caractères propres qui les en distinguent absolument. L'examen anatomique les a du reste montrés sains dans de nombreux cas.

Il faut donc reconnaître une origine pulmonaire à ces bruits de souffles.

Mécanisme.

Après les travaux de M. Potain, le mécanisme des souffles extra-cardiaques est maintenant bien établi.

Il était permis de prévoir le rôle du poumon dans leur production d'après leur siège, lequel correspond précisément aux points de la surface du cœur exactement recouverts par le poumon gauche. Il est des cas où le souffle entoure en quelque sorte la zone de petite matité.

Les expériences de François-Franck sur le chien, qui présente fréquemment des souffles anorganiques, en ont démontré la preuve manifeste : on soulève au moyen d'un crochet mousse introduit sous la plèvre la partie du poumon reposant sur le cœur, le souffle disparaît; dès que le crochet est retiré et les organes remis en place, le bruit se produit de nouveau.

De plus, les souffles pulmonaires sont susceptibles de se transformer en un bruit manifestement respiratoire, et de passer alternativement de l'un à l'autre type.

Ces souffles résultent de l'influence des mouvements de la surface du cœur sur la portion du poumon gauche (lame de Luschka) qui est en contact avec cet organe.

Le cœur se déplace, et présente un triple mouvement : 1° déplacement longitudinal (n'a pas grande importance) ; 2° retrait vers la profondeur ; 3° translation vers la droite.

L'étendue du mouvement est très appréciable dans la région préinfundibulaire, elle est très marquée dans la région préventriculaire, dans la région apexienne et parapexienne ; elle est minime dans la région sternale et préventriculaire droite. Il y a un rapport direct, on le voit, entre les points à grande amplitude et le lieu de fréquence des souffles.

La direction des mouvements a une grande importance, ainsi : dans la région sternale il se produit un mouvement de glissement, ce qui est peu favorable au bruit de souffle ; dans la région préinfundibulaire et préventriculaire gauche, il y a un mouvement de retrait considérable et à direction perpendiculaire à la lame pulmonaire qui se détend brusquement pour le suivre, ce qui explique la fréquence des souffles à ce niveau.

Vers la pointe il en est de même.

Quel est maintenant le mécanisme de la production de ces bruits pulmonaires ? Pour M. Potain ce serait une inspiration rapide et localisée causée par le retrait du cœur. Laënnec y voyait le résultat de la compression du poumon par le cœur ; M. Potain en fait un phénomène d'aspiration, ce qu'il démontre par des tracés cardiographiques où sont enregistrés les mouvements de la région précordiale au moment et à l'endroit où l'on entend le souffle. Dans plusieurs cas il existait un véritable affaissement de la paroi thoracique correspondant au retrait du cœur. M. Potain a démontré de plus qu'il existe un parallélisme entre la fréquence du siège des souffles cardiopulmonaires et le retrait de la paroi.

Il est à remarquer que chez les emphysémateux, lorsqu'il y a une lame pulmonaire épaisse, le vide se comblant facilement, il ne se produit pas de souffle (1). Il en est encore ainsi dans les cas de gros cœur, le déplacement de surface étant le plus souvent médiocre. (Le souffle peut cependant exister) (obs. I).

Les différents mouvements du cœur rendent très bien compte des souffles systoliques, mésosystoliques, télésystoliques, présystoliques ; mais l'explication des souffles *diastoliques* est plus délicate. Cependant il est aisé d'admettre que, lorsque l'expansion diastolique est marquée, il puisse se produire un souffle pulmonaire. D'autre part, les conditions varient d'un sujet à l'autre, les conditions

---

(1) *Chez l'enfant*, pour une raison inverse, le bruit de souffle ne se produit pas. La lame pulmonaire, bien qu'elle existe comme chez l'adulte au-devant du cœur, est trop mince et de plus son extrême souplesse lui permet un déplacement suffisant pour empêcher de produire un souffle.

de vitesse sont extrêmement variables ; de plus, les formes
de mouvements telles qu'elles ont été si remarquablement
décrites, si elles répondent à la majorité des cas, « ne
sont pas absolument fixes, mais susceptibles de variations fonctionnelles ou pathologiques nombreuses et tout à
fait individuelles ».

Ceci semble bien d'accord avec l'extrême facilité avec
laquelle certains de ces bruits se modifient, se transfor-
ment si facilement en apparence.

Tout cela rend compte de la rareté des souffles diastoliques, surtout au niveau de la base, où l'expansion et le
retrait sont au minimum, mais permet aussi d'expliquer
leur production.

En résumé, les souffles cardio-pulmonaires sont moins
accentués dans le gros cœur, l'emphysème pulmonaire, les
adhérences pleuro-péricardiques qui empêchent l'interpo-
sition de la lame pulmonaire entre la paroi thoracique et
la surface du cœur. Ils atteignent leur plus haut degré
d'intensité chez les nerveux, chez les chlorotiques, dans
la maladie de Basedow, la fièvre typhoïde, le satur-
nisme, l'endocardite, enfin dans toutes les maladies qui ont
pour effet d'exciter un cœur modérément développé.

<h3 align="center">§ 3. — Symptômes.</h3>

Ces souffles ont des *caractères cliniques* qui permettent
de les distinguer des souffles symptomatiques d'une lésion
cardiaque : ce sont *le siège, le temps, l'intensité, le timbre,
la variabilité et l'absence de propagation.*

Les souffles cardio-pulmonaires n'ont aucun siège spécial ; on peut les entendre dans toute la région du cœur et même en des régions assez éloignées (région dorsale, creux axillaire) (Huchard) (1).

Néanmoins, ils ont des lieux d'élection, et M. Potain a divisé, pour en faciliter l'étude, la région du cœur en trois zones :

1° Zone *apexienne* (de la pointe), subdivisée en sus-apexienne, endopexienne et parapexienne ;

2° Zone *mésocardiaque*, comprenant les régions préventriculaire gauche, sternale et xyphoïdienne ;

3° Zone supérieure ou *basilaire*.

Nous nous occuperons uniquement de cette dernière localisation.

Souffles basilaires. — Les souffles cardio-pulmonaires de la base peuvent s'entendre au niveau du second espace intercostal, soit sur le sternum même, soit et beaucoup plus souvent à la partie interne du deuxième espace, à gauche (région préinfundibulaire) ou à droite (région préaortique).

Les souffles pulmonaires s'entendent presque constamment vers le moment de la systole (9 fois sur 10), quel que soit leur siège, et plus rarement pendant la diastole. De plus, leur fréquence varie avec leur situation dans la région basilaire. En effet, les souffles diastoliques sont tout à fait exceptionnels, si tant est qu'ils existent, dans la *région préinfundibulaire ;* mais il n'en est pas de même dans *la région préaortique ;* or, à ce niveau, leur présence constitue une source de grandes difficultés, surtout lorsqu'ils

(1) Huchard. *Bulletin méd.,* 1896.

se produisent dans le cours d'affections pouvant toucher les sigmoïdes aortiques, comme le fait a été rapporté. (Clin. Charité.)

Le maximum de ce souffle est au niveau de la partie interne du deuxième espace intercostal droit, ou un peu en dehors de cette partie interne. Il est généralement très localisé, de médiocre intensité et généralement doux.

Quand on examine avec soin le *moment* où il se produit, on remarque qu'il n'est pas franchement diastolique. Dans presque tous les cas, sinon tous, il y a un défaut de synchronisme entre le deuxième bruit du cœur produit par le claquement des valvules artérielles et le bruit de souffle pulmonaire; de là les variétés de souffle : protodiastolique, mésodiastolique, télédiastolique.

Les souffles diastoliques comme tous les souffles anorganiques sont indépendants des bruits normaux ; ils s'étendent sur ces bruits et commencent très rarement avec eux. Le souffle paraît fréquemment après la diastole qu'il suit immédiatement. Ce « *mésodiastolisme* » a la plus grande importance : il est presque pathognomonique.

Le souffle cardio-pulmonaire, quel que soit son siège, est ordinairement doux, superficiel et, dans la région préaortique, d'une *intensité* médiocre ou très faible. Nous rapportons cependant deux exemples de souffles très intenses : l'un à timbre en jet de vapeur (obs. II), l'autre à timbre serratique (obs. I).

M. Barié a cité, en outre, un cas de souffle extra-cardiaque qui ressemblait au bourdonnement d'une grosse mouche. Ce souffle s'entendait à distance, au point d'importuner les malades.

Ces souffles basilaires sont très *variables*, comme ceux de toute autre région ; ils peuvent disparaître ou se modifier d'un moment à l'autre (obs. III) ou avec les changements de position du malade (obs. IV). Mais, par contre, dans certains cas, ils peuvent présenter une fixité exceptionnelle, comme nous en rapportons un fait très intéressant avec autopsie (obs. I).

Les souffles pulmonaires ne se propagent pas généralement aux régions voisines, ils meurent sur place, tandis que les souffles organiques se propagent dans un sens déterminé ; cette propriété est un très bon signe, mais il n'est pas absolu.

Les souffles cardio-pulmonaires sont rares chez les enfants et chez les vieillards ; leur maximum de fréquence se produit chez les adolescents et les adultes. Ces particularités sont expliquées par les conditions mêmes de leur production, comme il a été dit plus haut.

CHAPITRE III

Diagnostic.

« Il ne suffit pas d'avoir entendu un
souffle accompagner les bruits du cœur pour
être en droit d'en conclure qu'il existe une
lésion de cet organe. » (POTAIN.)

Un souffle diastolique basilaire, doux, superficiel, se
modifiant d'un jour à l'autre, ou même d'un instant à
l'autre, variant avec les mouvements du malade, ne se
propageant pas, sera plus que suspect ; si d'autre part il
n'est pas franchement synchrone avec la diastole, s'il est
mésodiastolique, il ne pourra être rattaché à une lésion organique du cœur ; enfin, si les symptômes cardiaques
autres que le souffle (dilatation, hypertrophie), et les symptômes vasculaires et artériels sont négatifs, l'origine
extra-cardiaque, cardio-pulmonaire de ce bruit pourra être
affirmée (1).

Mais les symptômes ne sont pas toujours ainsi groupés,
et le souffle peut s'écarter du type normal par son timbre,
son siège, son intensité, etc. De plus, des symptômes
concomitants indépendants peuvent venir s'adjoindre à
lui et compliquer le diagnostic. C'est ce qui peut se
produire, lorsque la présence du souffle coïncide avec
une affection susceptible de toucher le cœur, comme le

(I) La rareté même de ces souffles diastoliques extra-cardiaques fait que souvent on les néglige ; ceci contribue certainement, pour une bonne part, aux
erreurs de diagnostic qui sont commises.

rhumatisme ou la fièvre typhoïde, par exemple, qui du reste, on l'a vu, prédisposent aux souffles anorganiques. Disons ici que si le souffle paraît en quelque sorte subitement, on devra rejeter la possibilité de l'endocardite aiguë, en vertu de ce principe que jamais un souffle ne se montre d'emblée, mais seulement au moment où des lésions valvulaires se sont constituées. Au début de l'endocardite on observe une modification de timbre et d'intensité des bruits normaux du cœur, qui deviennent sourds, confus, parcheminés, enroués, semblables au « bruit de tambour voilé de crêpe » (Bouillaud, Potain).

D'autre part, des états pathologiques très divers, susceptibles de produire les bruits les plus variés, depuis le simple murmure jusqu'au bruit le plus strident et le plus rapeux, peuvent venir modifier le claquement diastolique de la base du cœur. Ce sont ces différents bruits ainsi que les états qui les déterminent qu'il est nécessaire de passer en revue et de différencier d'avec les souffles cardio-pulmonaires.

Diagnostic différentiel. — Les bruits anormaux de la base du cœur peuvent être divisés en deux groupes :

1° Ceux qui se passent à l'intérieur du cœur (*souffles proprement dits*) ;

2° Ceux qui se passent en dehors de lui (*bruits extra-cardiaques*).

1er *groupe* : Bruits intra-cardiaques. « Le souffle diastolique organique a lieu au moment du relâchement des parois cardiaques. Dans cette phase le sang doit affluer librement des oreillettes dans les ventricules, à travers les orifices mitral et tricuspide, tandis que les colonnes sanguines lancées par la contraction des ventricules dans l'aorte et dans l'artère pulmonaire, et repoussées par la réaction élastique de ces vaisseaux, doivent être arrêtées dans leur cours rétrograde par l'occlusion des valvules sigmoïdes (1). »

Si les ouvertures artérielles se ferment incomplètement ou si les orifices auriculoventriculaires sont rétrécis, il y aura là des conditions capables de produire un bruit anormal. Dans le 1er cas, il y aura *insuffisance aortique* ou *pulmonaire;* dans le 2e cas, *rétrécissement mitral* ou *tricuspidien.*

D'autre part on a signalé des *souffles veineux* diastoliques de la base du cœur. Nous verrons ce qu'il faut en penser.

L'*ectasie aortique* peut aussi causer des modifications du 2e bruit.

Il en est de même de certaines *lésions congénitales* du cœur.

Insuffisance aortique. — C'est avec le souffle de l'insuffisance aortique que le souffle cardio-pulmonaire diastolique a été le plus souvent confondu. Aussi nous semble-t-il nécessaire de rappeler rapidement les grandes lignes de la symptomatologie de cette affection.

Les symptômes sont dé 3 ordres : symptômes cardiaques, symptômes vasculaires, symptômes fonctionnels.

1° Du côté du cœur on constate tous les signes d'une *hypertrophie* qui varie avec l'ancienneté de la lésion. Le choc précordial est plus vigoureux, la pointe est déplacée en bas et en dehors de la ligne mamelonnaire.

(1) BARTH et ROGER. *Traité d'auscultation.*

A l'auscultation, la lésion se révèle par un *souffle dias-tolique* à la base, souffle humé, doux, aspiratif, se propageant souvent le long de l'aorte et ayant un maximum dans le deuxième espace intercostal droit au niveau du bord du sternum.

« Son existence serait pathognomonique » (Laveran) : parfois le timbre en est intense, piaulant et peut être entendu à une certaine distance du malade ; en pareil cas il révèle presque toujours une insuffisance par déchirure valvulaire avec débris flottant dans le courant sanguin (Schratter, B. Teissier, Tikingen).

Ce souffle est toujours synchrone avec le battement cardiaque. Ce *synchronisme absolu*, puisque c'est le passage du sang lui-même qui le produit (Potain), a une valeur diagnostique capitale.

2° Les symptômes vasculaires ont ici une grande importance. Le pouls est presque caractéristique, pouls décrit au commencement du siècle par Vieussens (Huchard) (1) et connu sous le nom *de pouls de Corrigan :* l'artère est soulevée énergiquement, puis il y a un brusque retrait de la colonne sanguine qui semble rétrocéder. Cette particularité se traduit par un tracé sphygmographique spécial qui se caractérise par une ligne ascensionnelle droite et élevée, par un petit crochet au sommet suivi d'un court plateau, puis descente graduelle avec indication du dicrotisme normal. Ce tracé n'est pourtant pas pathognomonique, car il a tendance à se produire lorsque l'énergie ventriculaire est accrue, et le crochet quelquefois très accentué est plutôt en rapport avec l'état de la

____

(1) Huchard. *Soc. méd. hôp.,* 1894.

tension artérielle qu'avec le degré de l'insuffisance. Il en est de même pour le *pouls capillaire*.

Au niveau de l'artère fémorale, Duroziez a montré l'existence d'un *double souffle*, dû le premier au retrécissement du vaisseau par le stéthoscope, le second au reflux du sang et peut-être aussi à des modifications de tension qui donnent naissance à des ondes successives.

Tels sont les caractères de l'insuffisance aortique. Les signes fournis par l'auscultation sont insuffisants : il est certain que la permanence du souffle, son siège exactement au deuxième espace intercostal droit, ou à la partie inférieure du sternum, près de l'appendice xiphoïde ; son timbre aspiratif, doux, humé, tout cela constitue un ensemble presque caractéristique, et cependant tous ces signes peuvent être simulés par les souffles pulmonaires. Nous attachons une beaucoup plus grande valeur aux signes secondaires de l'insuffisance, c'est-à-dire à l'augmentation de volume du cœur plus ou moins marquée. M. Huchard nous disait qu'il suivait depuis longtemps un souffle extra-cardiaque très intense qui durait depuis 10 ans chez un jeune homme, sans aucune augmentation du volume du cœur ; ce fut là le meilleur élément de diagnostic dans ce cas de souffle anorganique persistant ; ce diagnostic fut confirmé plus tard par M. le professeur Potain.

Ces signes secondaires peuvent cependant perdre une grande partie de leur valeur (1), comme c'est le cas de notre

---

(1) C'est ainsi que nous relevons dans un intéressant travail sur les « fausses insuffisances » que l'auteur M. Al. von Weismayr nous adresse (*Zeitsch. klin. Medicin*, 32 Bd. suppl. Heft Wien) deux observations dans lesquelles on trouva le pouls radial bondissant, un très beau pouls capillaire unguéal et frontal, à tel point que malgré l'absence de souffle on diagnostiqua une insuffisance aortique.

observation n° I : Femme artério-scléreuse chez laquelle la sclérose rénale avait entraîné secondairement une hypertrophie du ventricule gauche et un pouls fort concentré, presque vibrant; cette femme présentait de plus un souffle d'une intensité tout à fait exceptionnelle.

Restent les symptômes fonctionnels tels que vertiges, pseudo-gastralgies, pâleur, qui ne sont pas caractéristiques et qui peuvent se retrouver chez une nerveuse (obs. III) chez une anémique (obs. II).

Le souffle cardio-pulmonaire peut donc simuler l'insuffisance aortique, et nombreux sont les cas d'erreur de diagnostic, sinon persistante, au moins momentané ; pour notre part, nous en avons relevé plusieurs exemples.

Il ne faut donc pas oublier la possibilité de la présence de ces souffles, que leurs caractères particuliers même dans les cas difficiles peuvent faire diagnostiquer.

Insuffisance pulmonaire. — Bien qu'elle soit relativement rare, l'insuffisance pulmonaire présente ici un intérêt particulier à cause du siège du souffle qu'elle produit : son souffle est diastolique à maximum le long du *bord gauche* du sternum jusqu'au 4ᵉ espace intercostal, quelquefois jusqu'à l'épigastre ; ce souffle est en tous points semblable à celui de l'insuffisance aortique (Stokes). Il peut être intense, et il peut quelquefois se produire un énorme bruit de va-et-vient (Flechter cité par M. Barié) ; il pourrait être musical (Rœber) ou en jet de vapeur (C. Paul). Ces deux faits ne sont pas contrôlés par l'autopsie.

Le pouls est souvent petit, irrégulier, faible, il diffère

L'autopsie montra qu'elle n'existait pas. (Le double souffle n'avait pas été trouvé.) Voir de plus obs. I et XV.

totalement du pouls de Corrigan; l'insuffisance pulmonaire s'accompagne de plus de troubles fonctionnels, tels que la dyspnée qui est constante et peut survenir par accès et fréquemment sans signes stéthoscopiques pulmonaires. L'affection est très rare, il faut cependant y songer ici à cause de la localisation de son souffle.

Là encore, les caractères du siège, du timbre peuvent en imposer, mais la mobilité, l'absence de changement de volume du cœur, de modifications du pouls feront pencher pour le souffle extra-cardiaque; l'absence des signes fonctionnels des cardiopathies décidera le diagnostic.

Quant aux **insuffisances fonctionnelles**, elles sont fort rares. Pour l'aorte, les observations rapportées sont passibles d'objections ; quant à l'insuffisance de l'artère pulmonaire, elle ne peut être que secondaire à un rétrécissement mitral (1) dont les signes fonctionnels et physiques sont connus. Le fait est fort rare. Dans tous les cas de dilatation même extrême des orifices, les valvules sont agrandies et toujours néanmoins suffisantes.

Rétrécissement mitral. — Au moment de la diastole il se produit un changement subit de pression ; après la systole le ventricule revient à ce qu'on peut appeler « l'état moyen ventriculaire » (Potain) ; il se produit alors une véritable aspiration, mais il n'entre qu'une faible quantité de sang et cela se fait très rapidement, de sorte que s'il se produisait un souffle à ce moment il serait diastolique, commencerait vite et s'éteindrait de même ; puis après cette sorte d'aspiration ventriculaire, la systole de l'oreillette survient et renforce le souffle. Il peut donc y avoir

(1) GOUGET. *Revue de méd.,* sept. 1895.

dans le rétrécissement un bruit diastolique plus ou moins modifié, en tout cas en retard sur la diastole, car le rabattement des valvules sigmoïdes est beaucoup plus rapide. Or il en est de même du souffle pulmonaire diastolique. Mais le souffle du rétrécissement mitral « diastolo-présystolique » siège au-dessus de la pointe ; c'est beaucoup plus un roulement qu'un souffle, il s'accompagne d'un renforcement du 2ᵉ bruit pulmonaire, d'un claquement caractéristique de la mitrale, et d'un dédoublement du second bruit ; de plus, le frémissement cataire manque rarement, surtout en présence d'un souffle accentué.

Le diagnostic différentiel sera donc rarement à faire. Nous rapportons deux cas de malades chez lesquels, dans le cours d'un rétrécissement mitral, était venu se surajouter un souffle diastolique cardio - pulmonaire (obs. VIII et obs. XI).

Le rétrécissement tricuspidien est fort rare, donne lieu à la production d'un roulement grave diastolique et s'accompagne également d'un frémissement cataire. Son maximum est à gauche de la région xyphoïdienne.

Les signes d'une insuffisance tricuspidienne l'accompagnent généralement, en tout cas la présence de symptômes fonctionnels vient s'ajouter à la différence de timbre pour distinguer le souffle organique du bruit pulmonaire (Leudet) (1).

S'il s'agit d'une altération congénitale, des signes tels que les malformations des doigts, la cyanose... ne manqueront pas.

(1) Leudet. *Rétrécissement tricuspidien.* Thèse de Paris, 1888.

Ectasie de la crosse aortique. — Cette affection pourrait donner lieu à un bruit de souffle diastolique. Skoda professait (1) qu'un bruit soufflant diastolique pouvait se produire par le frottement du sang contre les parois aortiques rugueuses avant que la fermeture des valvules sigmoïdes ait produit le second bruit. Plus tard, Bellingham (2), appelant l'attention sur les souffles dans les maladies de l'aorte en dehors des lésions valvulaires, reprend l'hypothèse de Skoda et attribue certains bruits à la régurgitation du sang sur la surface aortique rigide, bruit diastolique en dehors de toute altération anatomique des valvules elles-mêmes.

Austin Flint (3) admet cette action du mouvement rétrograde de la colonne sanguine. On peut rattacher à ces faits le cas d'un souffle diastolique produit par la vibration d'une plaque calcaire aortique brisant la colonne sanguine dans son trajet rétrograde (4).

Mais les caractères de l'athérome aortique et généralisé, les signes de dilatation de l'aorte, un certain degré de voussure, au niveau du troisième espace intercostal, l'augmentation de la matité aortique, les mouvements d'expansion suffiront pour affirmer le diagnostic. Notons que cette dilatation même pourrait être le point de départ de la production de souffles extra-cardiaques. M. Huchard (5) rappelle un cas où un souffle extra-cardiaque se propageant dans le dos a pu faire penser à un anévrysme de l'aorte.

(1) BARIÉ. *Arch. de méd.*, avril 1896.

(2) A. BELLINGHAM. *Treat. on diseas. of the heart*, p. 152,154. Dublin, 1853.

(3) AUSTIN FLINT. *Clin. méd.*, p. 237. London, 1879.

(4) EUGÈNE FOURNIER. Double souffle sans altération des valvules. *Soc. biol.*, février 1860.

(5) HUCHARD. *Union médicale*, 1896.

Affection congénitale. — Une affection congénitale du cœur, telle que la *communication interventriculaire*, produit un bruit de souffle, mais qui couvre les deux temps du cœur; il siège vers la base ou la région moyenne du cœur, et s'accompagne d'un frémissement cataire. Rien ne rappelle ici les souffles qui nous occupent.

Il en est de même de la présence d'un tendon aberrant, qui donne lieu à un bruit systolique.

Souffles veineux. — Ils n'ont pas encore une existence bien démontrée. Nous avons relevé deux observations de souffles présentés comme ayant une origine veineuse ; elles sont fort peu démonstratives; l'une de Duroziez (1) (obs. VIII), l'autre de Weill (2) (obs. IX). On reste convaincu, après la lecture de ces observations, qu'il s'agit de souffles cardio-pulmonaires ; d'après Duroziez, le souffle se serait passé dans la *veine cave ;* pour Weill, dans les *veines pulmonaires.* Litten admet que les souffles accidentels (sans altération anatomique) viennent de la veine cave inférieure ou de la *veine porte.*

Sahli a vu trois cas semblables et a pensé qu'il s'agit de bruits se produisant dans la *veine jugulaire* ou la *veine cave supérieure.* Barié admet la possibilité de leur existence ; ils seraient causés par une série d'aspirations successives opérées sur le système veineux par l'oreillette en diastole (3).

(1) Duroziez. *Union médicale,* 13 septembre 1888.

(2) Weill. *Écho médical de Lyon,* 15 septembre 1895.

(3) D'après Harrington (*The Lancet,* 1891-92-96), on rencontrerait souvent, *chez les enfants* débiles de 6 à 11 ans, un murmure veineux continu, à renforcement diastolique, siégeant sur le bord droit du sternum, à la base. La compression de la jugulaire gauche l'accentuerait notablement. Comme les auteurs allemands, il pense que ce sont des bruits veineux propagés.

Quant aux *bruits de souffles anémiques*, ils sont rares, nous en avons parlé plus haut : ils sont systoliques à la pointe ou à la base (1), et nous ne nous en occuperons pas ici.

Bruits extra-cardiaques.

Frottement péricardique. — Les souffles cardio-pulmonaires ne sont pas les seuls bruits rythmés qui se produisent au niveau de la base du cœur et en dehors de lui.

L'inflammation du péricarde peut entraîner des bruits de frottement dans la forme sèche de cette affection ; ces bruits de frottement, par un certain nombre de leurs caractères, pourraient être confondus avec les souffles cardio-pulmonaires ; en effet, leur maximum siège sur le 3e ou le 4e espace intercostal gauche, quelquefois sur le 2e ; ils sont superficiels, ne se propagent pas, meurent sur place ; ils varient d'intensité et peuvent marquer certaines révolutions cardiaques ; d'autre part, ils sont modifiés par les mouvements respiratoires. Cette description, semble-t-il, pourrait s'appliquer aux souffles cardio-pulmonaires, d'autant plus qu'il y a des frottements péricardiques qui se rapprochent par leur timbre des caractères des bruits de souffle avec lesquels cependant il ne peuvent être confondus ; c'est à ces bruits d'une interprétation difficile que certains auteurs ont donné le nom de « frottements souffles ». Cette dénomination bizarre ne semble pas devoir être conservée, le frottement ne pouvant pas être un souffle ; la pathogénie du reste en est toute différente. Il est donc nécessaire de définir exactement le bruit perçu, ce

(1) HAYEM. *Du sang*, p. 624.

M.   2

qui peut être quelquefois fort délicat; ajoutons qu'il n'est pas impossible qu'il y ait superposition du bruit de souffle cardio-pulmonaire et de frottement.

Ce diagnostic différentiel a été repris tout dernièrement par M. le professeur Potain dans une de ses cliniques (1er juin 1897). Il s'agissait d'un malade atteint d'une insuffisance aortique, parfaitement caractérisée par les symptômes vasculaires et fonctionnels, mais dont le souffle diastolique semblait énorme, disproportionné. Il semblait que l'on était en présence d'une énorme insuffisance, d'un défoncement des valvules sigmoïdes. Un examen attentif permit d'établir que le bruit perçu pouvait être différencié en un bruit franchement diastolique à droite du sternum, et un bruit surajouté à gauche du sternum, légèrement en retard. Indépendant de la diastole, il ne pouvait être rattaché qu'à une origine extra-cardiaque, le « mésodiastolisme » étant d'une valeur absolue. Mais le bruit se passait-il dans le poumon ou dans le péricarde ? Par le siège du bruit à timbre presque soufflant, qui continuait le souffle organique, le diagnostic penchait pour un souffle cardio-pulmonaire surajouté, lorsque parut un peu plus en dehors un bruit caractéristique, froissant, rude, donnant bien l'impression du frottement produit par une péricardite intercurrente dont l'existence fut définitivement établie. Un frémissement perceptible au palper vint ajouter une nouvelle preuve à l'appui du frottement.

Le diagnostic différentiel sera basé sur les caractères de timbre du frottement péricardique qui peut revêtir plusieurs formes (frôlement, lappement, craquement, bruit de cuir neuf, raclement); le frottement est souvent assez fort pour produire un frémissement vibratoire perçu par la main.

Ce frottement, le plus souvent systolique, s'entend aussi aux deux temps *(bruit de va-et-vient)*, il est beaucoup plus rarement diastolique ; c'est dans ce cas qu'il peut simuler le souffle de l'insuffisance aortique (Huchard) (1), et nous ajouterons le souffle diastolique cardio-pulmonaire.

Les changements de position du malade modifient le frottement : dans la position verticale ou assise, le bruit augmente notablement, c'est le contraire qui se passe dans les bruits cardio-pulmonaires que le décubitus dorsal exagère au contraire dans la plupart des cas.

Enfin, dans les cas difficiles, l'exploration complète de la zone cardiaque permettra souvent de percevoir en un point parfois très localisé un bruit péricardique typique dont la présence lèvera tous les doutes.

Cette confusion du bruit de souffle avec le frottement serait plus fréquente chez l'enfant (H. Roger) ; le frottement plus doux et la révolution cardiaque plus rapide en seraient la cause, mais rappelons que les souffles cardio-pulmonaires chez l'enfant, du moins dans les premières années, sont rares (2) et que nous n'avons pu relever un seul cas de souffle diastolique basilaire.

Nous devons aussi mentionner d'autres bruits extra-cardiaques qui se passent au-devant du cœur et peuvent prendre le rythme de ses battements, ce sont les FROTTE-MENTS PLEURAUX.

Ils ne peuvent être confondus avec les bruits de souffle par leur timbre spécial, de plus ils s'entendent générale-

---

(1) HUCHARD. *Journal des praticiens*, janvier 1896.
(2) DELABOST. Thèse de doctorat, 1895.

ment aux deux temps de la respiration. Ils pourraient plus facilement être confondus avec le bruit de frottement péricardique lorsqu'ils occupent le lieu d'élection de ceux-ci, mais tandis que ces derniers sont rythmés par les mouvements du cœur, les frottements pleuraux suivent surtout les mouvements de la respiration et ne sont pas exactement localisés à la zone cardiaque; nous n'insisterons pas davantage sur ces faits.

OBSERVATIONS

Obs. I (publiée à deux reprises). — 1° *Sur un cas de diplégie faciale totale d'origine artérielle*, par MM. Labadie-Lagrave et Em. Boix (1). — 2° *Exemple de souffles cardio-pulmonaires à foyers multiples, très intenses, simulant un rétrécissement mitral avec insuffisance et surtout une insuffisance aortique*, par M. H. Huchard. (Observation recueillie par M. Magdelaine) (2).

Marguerite Lar..., âgée de 30 ans, est entrée à Necker, le 15 décembre 1893. Ce n'est pas la première fois qu'elle était obligée d'entrer à l'hôpital. En effet, au mois d'avril 1893, elle fut soignée pendant trois mois pour des accidents puerpéraux avec symptômes cardiaques et albuminurie achevante; elle dut s'aliter de nouveau au mois de décembre de la même année pendant huit jours.

Puis en janvier 1895, de nouveaux accidents l'obligèrent à entrer à la Charité. Elle présenta à cette époque une diplégie faciale double, que l'on attribua à une cause artérielle; son cœur fut examiné avec grand soin, et c'est la partie de l'observation prise à la Charité qui concerne cet organe que nous rappelons d'abord avant d'exposer les symptômes que nous avons observés nous-même.

« 1° Les phénomènes cardiopathiques éprouvés par la malade en décembre 1894 attirent d'abord l'attention sur l'appareil circulatoire.

La main appliquée sur la région précordiale y perçoit un véri-

(1) *Archiv. de médec.*, janvier 1896.
(2) *Bullet. soc. méd.*, mars 1896.

table rythme de galop à intervalles égaux, en même temps qu'un frémissement très net. L'oreille est d'abord déroutée par ce cœur tumultueux et hypertrophié dont les bruits, d'ailleurs variés, ont tendance à se confondre et sur lesquels dominent un souffle au second temps à l'orifice aortique, avec maximum vers la pointe sternale, et ce même bruit de galop roulant, surtout perceptible dans la région de la pointe.

Avec quelque attention, on se rend compte que le premier temps de ce roulement est présystolique, qu'un souffle mitral très doux le suit immédiatement, marquant sans doute la systole ventriculaire, que ce soufflle bref est presque aussitôt recouvert par le second et le troisième temps du roulement qui se succèdent coup sur coup. Ce roulement après le souffle a un timbre particulier qui ressemble à un bourdonnement. Si on ausculte tout à fait dans l'aisselle, on n'entend que le souffle systolique, assez long et très net.

A la base, le premier temps présente une rudesse prolongée, presque un souffle roulé, et ce bruit est assez comparable, sauf le dédoublement au bruit de la pointe. Mais tandis qu'à la pointe on peut percevoir le souffle systolique isolé en s'éloignant dans l'aisselle, ici ce premier temps est un et irréductible. Le second temps est occupé par un souffle typique d'insuffisance aortique qu'on retrouve très net à l'appendice xiphoïde.

En somme, *insuffisance mitrale avec un certain degré de rétrécissement mitral, aortite,* sinon rétrécissement aortique, et *insuffisance aortique.* La crosse aortique bat un peu au-dessus de la fourchette sternale.

Le Dʳ Duroziez, qui ausculta la malade dans les derniers temps, tenant compte de sa chute dans l'escalier vers le 5ᵉ mois de sa grossesse et des étouffements qu'elle éprouve depuis cette époque, porta le diagnostic de « rupture valvulaire des sigmoïdes ».

Le pouls radial présente des caractères qui tiennent à la fois de la maladie mitrale et de l'insuffisance sigmoïdienne. On le sent s'élever progressivement pour arriver à un maximum d'onde un peu brusqué mais qui retombe immédiatement après. Bien que le tracé sphygmographique n'ait pas été pris, on peut se le figurer ainsi d'après la sensation que l'artère donne au doigt : ligne d'ascension lente, descente brusque après un maximum peu élevé, crochet de dicrotisme.

Le double souffle crural n'a pu être obtenu.

Tel fut le diagnostic porté pendant la vie par M. Labadie-Lagrave. Il ne diffère pas sensiblement de celui de M. Huchard. M. Duroziez, après avoir vu la malade, n'a pas hésité, en considération de la chute dans l'escalier faite par cette femme vers le cinquième mois de sa grossesse, à porter le diagnostic de « rupture valvulaire des sigmoïdes ».

Plusieurs s'étaient arrêtés à cette supposition.

La malade entre à Necker le 15 décembre 1895, en proie à une dyspnée très marquée sans type spécial et un peu d'œdème des membres inférieurs. Elle accuse des battements violents dans la région précordiale et à la base du cou.

L'inspection du thorax montre que la paroi est soulevée par des battements cardiaques assez violents, et qu'à ce niveau il y a un certain degré de voussure. La pointe bat dans le 6ᵉ espace et en dehors du mamelon. La zone de matité est augmentée et il est manifeste qu'il y a hypertrophie, surtout aux dépens du ventricule gauche. Pas de frémissement, pas de sensation spéciale à la palpation, autre qu'une sensation de soulèvement.

Les signes fournis par l'auscultation prennent ici un caractère du plus grand intérêt, et ce qu'on entend d'abord, c'est un gros souffle diastolique dont le maximum est à la base ; mais on constate que les bruits du cœur ne sont pas normaux.

A la pointe, on entend un bruit surajouté précédant la systole, avec un premier temps un peu sourd ; pas de dédoublement du second temps à la base ; ce bruit surajouté simulait le roulement présystolique du rétrécissement mitral et pouvait y faire songer ; mais l'examen très précis des sensations auditives et tactiles fit rejeter par M. Huchard ce diagnostic, pour adopter celui de bruit de galop présystolique. L'intégrité absolue de l'orifice mitral ne fut pas cependant absolument affirmée, d'autant plus que le bruit systolique de la pointe était légèrement soufflant.

A la base, on entend un souffle diastolique énorme, musical, à timbre serratique, qui, s'entendant dans toute la région du cœur, présente un maximum à la base, mais non pas tout à fait au lieu d'élection ; il siégeait un peu plus en dedans du sternum vers la gauche, et il se propageait non seulement en bas, mais à gauche, un peu dans la direction de la pointe, au niveau de laquelle le souffle s'entend encore ; il occupe une partie du grand silence, se fait entendre après le second bruit, sans le continuer, et il vient presque se confondre avec le bruit systolique surajouté de la pointe.

Malgré cette légère anomalie de siège et de propagation, le diagnostic d'*insuffisance aortique* fut adopté, non sans quelque restriction de la part de M. Huchard, qui, en raison du timbre spécial de ce souffle, de sa localisation un peu anormale, de sa production après le second bruit, et surtout en raison de sa grande intensité, montra cette malade à l'un de ses collègues de l'hôpital et à plusieurs candidats au Bureau central. Tout le monde fut d'avis qu'il s'agissait d'une insuffisance aortique, d'autant plus que le système artériel, chez cette malade, paraissait assez atteint (néphrite interstitielle artérielle, hypertrophie cardiaque, etc.); et même étant données l'intensité de ce souffle et l'aggravation des malaises éprouvés par la malade à la suite d'une chute violente dans un escalier, on posa la question de rupture de l'une des valvules sigmoïdes.

Quant à la propagation vers la pointe, elle pouvait s'expliquer par le fait d'une altération de la grande valve de la mitrale, comme le fait est assez fréquent chez les aortiques, parce que cette altération sert en quelque sorte de conducteur au bruit du souffle.

Cette malade, en effet, est une artérielle. En outre du souffle diastolique, elle présente également à la base un premier bruit légèrement râpeux constituant ainsi un bruit de va-et-vient assez caractérisé. Ce bruit systolique fut mis sur le compte, non pas d'un rétrécissement de l'orifice aortique, mais d'une aortite concomitante.

La percussion de l'aorte n'a rien donné de précis chez cette malade, mais il y avait un léger soulèvement des sous-clavières, animées, comme les artères du cou, de battements assez violents.

Les radiales ne s'affaissent pas complètement sous le doigt, elles sont un peu dures au toucher, et le pouls est serré, concentré, un peu cordé, sans avoir cependant les caractères du pouls de Vieussens et de Corrigan ; il n'augmente pas d'une façon notable par l'élévation du bras. Le double souffle crural a été recherché et n'a pas été trouvé. Mais l'absence de ce signe n'avait, dans l'espèce, qu'une importance relative, en raison même des complications dont on supposait l'existence à l'orifice mitral. Il n'en est pas moins vrai qu'ici l'hypertrophie du ventricule gauche, les battements artériels du cou, la dureté du pouls radial (tous symptômes en rapport avec la néphrite interstitielle dont la malade était atteinte), semblaient corroborer le diagnostic d'insuffisance aortique, surtout avec un souffle diastolique de la base.

Bien que la malade présente un peu d'œdème des membres inférieurs, les cavités droites ne semblent pas dilatées, les jugulaires sont peut-être un peu saillantes, mais la malade présente peu de signes d'hyposystolie, l'auscultation de la poitrine est négative, le foie n'est pas augmenté de volume, et il n'y a pas de sensibilité spéciale de cette région.

Les urines sont peu abondantes depuis quelques jours et elles présentent une grande quantité d'albumine. La malade ne présente pas et n'a du reste jamais présenté de symptômes d'urémie.

Sous l'influence du régime lacté et du repos, les œdèmes disparurent et l'albuminurie diminua de quantité (un gramme au lieu de trois).

La malade entra dans le service comme infirmière ; mais à trois reprises elle dut s'aliter pour des crises d'œdème aigu du poumon bien caractérisées.

Le 25 décembre, sans prodromes, la malade, qui était un peu fatiguée depuis quelques jours et qui, se plaignant un peu de battements de cœur, avait pris le lit, fut prise d'une perte de connaissance subite avec quelques phénomènes convulsifs, sans localisation spéciale, puis en quelques minutes la mort survint pendant la visite du matin.

AUTOPSIE. — A l'ouverture du thorax, on constate une notable hypertrophie du ventricule gauche qui est très dur au toucher, et dont la paroi atteint une épaisseur de 22 millimètres. La coloration du myocarde est normale ; on constate cependant, à la coupe, un certain nombre de petits îlots d'un gris jaunâtre se détachant assez nettement sur la coloration rouge du muscle cardiaque (sclérose insulaire). Poids du cœur : 495 grammes, aucune trace de péricardite.

L'examen des orifices du cœur est pratiqué avec le plus grand soin, et l'épreuve de l'eau permet d'abord de constater que les *valvules sigmoïdes de l'aorte sont absolument suffisantes*, que leur affrontement se fait d'une façon complète, ce qui est du reste en accord avec l'intégrité complète de leur structure, de leur forme, de leur souplesse et de leurs dimensions restées normales. Il y a seulement, comme dans tous les cas où l'hypertension artérielle a été très accusée pendant la vie, une profondeur plus accusée des nids valvulaires.

Au-dessus de l'orifice, l'aorte n'est pas manifestement dilatée; mais sa structure est assez modifiée. Elle présente, à 3 ou 4 centimètres de son origine et au niveau des orifices artériels, quelques plaques d'aortite récente, un peu moins larges qu'une pièce de 50 centimes, non pas crétacées et rugueuses, mais lisses quoique un peu chagrinées, légèrement saillantes et de coloration un peu jaunâtre. L'embouchure des coronaires est légèrement déformée, irrégulière, mais à peine rétrécie, et sur tout leur parcours on ne constate aucun rétrécissement appréciable.

L'orifice mitral se présente sous l'aspect normal; il n'y a pas de rétrécissement de l'orifice, mais celui-ci est notablement élargi (insuffisance fonctionnelle). La petite valve est absolument saine et il en est de même des cordages tendineux qui ne sont ni rétractés, ni adhérents, entre eux. La grande valve présente seulement, à 1 centimètre au-dessus du bord libre, une demi-couronne de petites plaques jaunâtres, comme cela se rencontre d'une façon un peu banale dans tous les cas de sclérose artérielle. Ces deux valves ont conservé leur souplesse habituelle.

Les orifices tricuspidien et pulmonaire sont absolument sains. Rien d'anormal au cœur droit, et les oreillettes ne présentent aucune lésion, aucune thrombose.

Aux *poumons*, seulement un peu de congestion œdémateuse aux deux bases.

Foie un peu gros et dur à la coupe ; rien à la *rate*. Les *reins* sont un peu atrophiés, se décortiquent mal et présentent les lésions d'une néphrite mixte (néphrite interstitielle artérielle et épithélialisée).

Cerveau : méninges très congestionnées ; artères de la base, siège d'artérite chronique, surtout au niveau de la basilaire et de la cérébrale postérieure gauche qui est presque oblitérée au moment où elle décrit sa courbe pour se porter en arrière. Dès que la coupe des pédoncules cérébraux est faite, on constate que le plancher du quatrième ventricule est tapissé par un gros caillot cruorique, et la séparation des deux hémisphères montre qu'il y a une inondation sanguine ventriculaire très complète.

Les parois sont transformées en une véritable bouillie sanguinolente, surtout à gauche où s'est probablement produite d'abord cette hémorrhagie considérable.

Voilà donc une malade chez laquelle tout le monde s'est accordé à diagnostiquer une insuffisance aortique, et même quelques-uns ont pensé à une insuffisance et un rétrécissement mitral ; et à l'autopsie aucune lésion valvulaire n'a pu être constatée et surtout nulle trace d'insuffisance aortique.

L'observation présentait encore d'autres difficultés, le pouls était fort et concentré, presque vibrant en raison de la lésion rénale, et on pouvait y voir là les caractères atténués du pouls de l'insuffisance aortique. La malade paraissait être une artérielle, et l'existence d'un bruit de galop présystolique tendait à le démontrer ; par conséquent on pouvait croire à l'aortite et à un certain degré de dilatation de l'aorte. La chute qu'avait faite notre malade dans l'escalier pouvait et devait encore faire penser à la possibilité d'une rupture sigmoïdienne.

Mais le siège du souffle, son timbre anormal, sa disparition la veille de l'attaque apoplectique qui emporta la malade, sa production après le second bruit, l'absence des signes de l'insuffisance aortique (pouls de Corrigan avec crochet, double souffle crural, pouls capillaire) sont des éléments de diagnostic suffisants.

Obs. II. — *Souffle diastolique anorganique simulant l'insuffisance aortique.* (Personnelle, recueillie dans le service de M. Labadie-Lagrave, hôpital de la Charité.)

M..., femme de chambre, âgée de 23 ans, salle Briquet, n° 11 ; est encore actuellement en traitement.

Elle se plaint d'être très faible, d'avoir des palpitations, d'être très essoufflée dès qu'elle monte ; son métier de femme de chambre l'oblige à être constamment debout, et le soir les jambes sont lourdes et un peu enflées. Elle se plaint également d'avoir des vertiges.

Le début des accidents remonte à peu de temps après son arrivée à Paris, il y a trois ans ; les malaises se sont accentués depuis une grossesse qui remonte à deux ans. Les antécédents sont assez chargés : le père est bien portant, mais la mère, rhumatisante et bronchitique, est morte avec de l'anasarque ; sur 7 sœurs, 5 sont mortes tuberculeuses, 2 seulement survivent.

Dans les antécédents personnels, nous trouvons une rougeole à 20 mois, la coqueluche à 6 ans ; de plus, deux attaques de rhumatisme d'assez longue durée, la première à 15 ans, la seconde à 17 ans.

A 20 ans, la malade, qui a été réglée à 14 ans, devient enceinte ;

la grossesse évolue normalement et elle accouche, il y a deux ans, sans complications, d'un enfant bien constitué, actuellement bien portant.

C'est depuis cette époque qu'elle accuse plus de vertiges et de malaises. Elle entre à l'hôpital de la Charité en juin 1897, pour son état de faiblesse, pour des palpitations, de l'essoufflement et quelques douleurs de ventre, qui après un examen local sont rattachées à une métrite compliquée de salpingite. Mais ce n'est pas tout dans son état, car la malade est visiblement anémique : la pâleur des tissus est caractéristique ; un effort, la moindre émotion provoquent des palpitations ; ajoutons ici que la malade est une nerveuse.

L'examen des divers organes est négatif. L'aspect anémique de la malade, les troubles qu'elle accuse, tels que dyspnée d'effort, palpitations, angoisse précordiale, attirent tout particulièrement l'attention sur l'auscultation du cœur et des vaisseaux.

Cœur. — A la pointe, on perçoit un bruit de souffle léger surajouté à la systole qu'il précède, ne se propageant pas dans l'aisselle et situé au-dessus de la pointe. Il est hors de doute que le bruit est extra-cardiaque. Mais lorsque l'oreille s'applique sur la région de la base, on est tout surpris de percevoir un bruit diastolique, intense, soufflant, et la première impression est celle d'un souffle organique qui par son moment, son siège et son timbre, serait caractéristique d'un souffle d'insuffisance aortique. L'examen des vaisseaux du cou révéla un bruit de souffle systolique très net, sans renforcement, sans bruit de diable proprement dit et venant confirmer le diagnostic d'anémie marquée.

L'examen ne put être poussé plus avant ce jour et l'on admit, sauf à l'infirmer le lendemain, le diagnostic d'insuffisance aortique avec troubles fonctionnels au minimum. L'intégrité de l'orifice mitral ne fut pas absolument affirmée.

Un examen attentif fut pratiqué le lendemain, et un diagnostic ferme put être posé. La percussion donne une matité peu étendue, la pointe bat dans le quatrième espace et au niveau du mamelon ; les contractions cardiaques sont peu violentes : il n'y a aucun

ébranlement de la paroi et le choc de la pointe est à peine perceptible, aucun frémissement n'est perçu par la palpation ; l'auscultation permet de constater comme la veille la présence d'un gros
souffle à la base. Le claquement diastolique est très clairement
perçu et parfaitement net, le bruit de souffle ne vient qu'après,
immédiatement après et ne couvre nullement le claquement ; le
défaut de synchronisme est manifeste (mésodiastolisme), de plus
le souffle siège non pas au lieu d'élection habituel du souffle diastolique, caractéristique de l'insuffisance aortique, là où il avait
été perçu la veille : à peine perçu à droite du sternum où seul se
produit le 2ᵉ claquement, on l'entend progressivement plus intense
en reportant l'oreille vers la gauche et en bas et c'est au niveau du

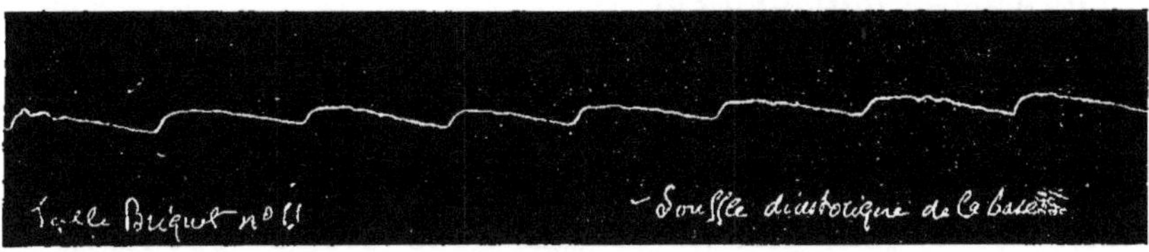

3ᵉ espace intercostal gauche que répond son maximum ; c'est presque le souffle en jet de vapeur. Plus en dedans, il disparaît.

Son siège vers le 3ᵉ espace intercostal gauche, sa direction font
songer à une insuffisance pulmonaire, mais la matité cardiaque
n'est pas augmentée, le cœur droit ne présente aucun signe de dilatation ni d'hypertrophie ; la circulation pulmonaire n'est nullement
entravée et l'auscultation des deux poumons est négative.

Mais déjà la mobilité du souffle a mis en garde contre la possibilité de son origine extra-cardiaque.

Cette mobilité devint tout à fait caractéristique les jours suivants ; c'est ainsi que le souffle s'entendit successivement au foyer
aortique, derrière le sternum, à droite du sternum, dans la région
préventriculaire et une fois dans la région susapexienne.

La recherche des signes secondaires de l'insuffisance aortique
fut faite avec la plus grande attention à plusieurs reprises et resta
négative.

Le pouls ne présenta à aucun moment les caractères du pouls de Corrigan ; nous en rapportons ici le tracé.

Le double souffle crural, le pouls capillaire n'ont pas été trouvés. Notre malade fut présentée à M. le professeur Potain qui voulut bien l'examiner et qui confirma l'origine extra-cardiaque du bruit de souffle, tant à la pointe qu'à la base.

Cette observation régulièrement suivie pendant plusieurs semaines ne laisse aucun doute sur l'origine extra-cardiaque du souffle, qui par son siège et son intensité fit songer successivement à une *insuffisance aortique* et à une *insuffisance pulmonaire*, alors qu'il s'agissait d'un *souffle cardio-pulmonaire*.

L'examen par les rayons Rœntgen fut pratiqué par M. le professeur Potain. Il nous fut permis de constater avec lui que l'amplitude des mouvements du cœur était relativement considérable et que nous avions probablement là l'explication de la production du souffle cardio-pulmonaire chez notre malade.

Obs. III. — *Souffle diastolique anorganique simulant l'insuffisance aortique.* (Recueillie dans le service de M. le professeur Potain, salle Piorry, n° 7.)

Julia Ch..., âgée de 20 ans, jouit d'une bonne santé habituelle ; nous retrouvons cependant dans ses antécédents la coqueluche à 4 ans et la rougeole à 6 ans : elle aurait été assez longue à se remettre de ces deux affections et serait restée alitée longtemps.

Elle a perdu ses parents : le père est mort à 56 ans d'une affection pulmonaire chronique, et la mère à 36 ans ; elle n'a ni frère ni sœur.

Elle a été réglée à 12 ans avec quelques difficultés ; à 18 ans, elle accouche d'un enfant bien constitué, mort à 10 mois de diarrhée infantile. Elle n'eut pas de complications à la suite de ses couches qui remontent à 2 ans. Il y eut cependant un peu de fièvre pendant 2 ou 3 jours. Sans avoir jamais eu de crise de nerfs, elle est cependant nerveuse, impressionnable ; elle est affectée depuis longtemps de polyurie nocturne.

Récemment, le 16 avril dernier, elle tombe malade, prise brusquement par une fièvre vive, accompagnée de céphalée et de douleurs le long du rachis et dans les membres ; en même temps des troubles digestifs se produisirent : elle eut pendant 10 jours une diarrhée rebelle qui n'a cédé qu'hier aux traitements appropriés.

28 avril. Dix jours après le début, étant encore très fatiguée et courbaturée, elle entre à l'hôpital. La fièvre est tombée, le foie est normal, la rate peut-être un peu grosse ; il y a un peu de gargouillement dans la fosse iliaque. A part ces quelques signes, rien de particulier dans l'état général de la malade. Pas d'albumine dans les urines. La respiration est normale dans toute la poitrine. Mais s'il existe une intégrité à peu près complète des différents organes qui viennent d'être passés en revue, il semble qu'il n'en est pas de même pour le cœur, sur lequel la malade, qui se plaint de quelques palpitations, attire l'attention. Les battements en sont assez intenses, la pointe bat au-dessous du mamelon, mais n'est pas rejetée en dehors, la matité cardiaque est un peu augmentée aux dépens des cavités droites.

A l'auscultation, on perçoit tout d'abord vers la pointe un souffle cardio-pulmonaire très net qui pourrait en imposer pour un souffle mitral, mais son défaut de synchronisme, son siège sus-apexien sans propagation vers l'aisselle ne laissent aucun doute. Vers la base, il existe également un souffle qui, la veille, aurait été à peine perceptible : il est intense, profond, diastolique et donne l'impression du souffle de l'insuffisance aortique ; c'est à ce diagnostic que l'on s'arrête après un premier examen rapide.

Le lendemain la malade fut soumise à un examen plus approfondi : le diagnostc d'insuffisance aortique fut abandonné ; il n'existait pas en effet de symptômes artériels caractérisés, à part

des battements du cœur assez intenses, propagés un peu aux artères du cou ; un pouls assez violent, mais sans les caractères du
pouls de Corrigan, il n'augmente pas avec l'élévation du bras.
Pas de double souffle crural. Pas de pouls capillaire.

Peu de signes fonctionnels : quelques vertiges facilement expli-
qués par l'état anémique de la malade.

Les jours suivants, l'intensité du souffle se modifia sensiblement jusqu'à presque disparaître à un moment donné ; elle était
accrue à la moindre émotion de la malade.

Les changements de position étaient sans grande influence; quant
aux caractères mêmes du souffle, en dehors de ses modifications
relatives, nous avons pu les relever nous-même, grâce au bienveil-
lant accueil qui nous a été fait dans le service. Il est à la base du
cœur : c'est un souffle régulier, intense, relativement persistant,
mais il n'est pas absolument synchrone avec le bruit diastolique
que l'on perçoit et auquel il succède ; de plus son siège est très
spécial : il n'occupe pas la droite du sternum, comme c'est généralement le fait du souffle de l'insuffisance aortique, il est situé en
dedans de la ligne médiane au niveau du 2e espace intercostal
gauche; c'est là son maximum, il s'entend encore un peu au-dessus
et surtout au-dessous jusqu'au 3e espace, il ne se propage ni à
droite ni à gauche, il ne s'entend pas en arrière.

De sorte qu'en l'absence de signes fonctionnels caractérisés et en présence d'un souffle qui disparaît par moments
et qui occupe un siège insolite, on est obligé d'écarter
l'idée de lésion organique et de le considérer de même que
celui de la pointe, chez cette même malade, comme étant
d'origine *cardio-pulmonaire*.

Obs. IV. — *Souffle prédiastolique extra-cardiaque de la base simulant l'insuffisance aortique.* (Inédite, M. Huchard.)

M. de X..., malade de la ville, officier, âgé de 27 ans, a eu trois attaques de rhumatismes, la première à l'âge de 14 ans ; c'est un dyspeptique et un nerveux qui, éprouvant quelques malaises, tels que palpitations ou gêne respiratoire, consulta son médecin pour son cœur. Celui-ci constata l'existence d'un bruit anormal à la base du cœur, d'assez forte intensité, et porta le diagnostic de lésion organique du cœur caractérisée par une *insuffisance aortique.*

Le malade fut alors soumis à divers traitements cardiaques, et parmi les médications employées, nous relevons la digitale et l'iodure.

Très impressionné par ce diagnostic de lésion organique du cœur et n'éprouvant aucun soulagement par les médications cardiaques plus ou moins énergiques auxquelles il fut soumis, le malade était disposé à donner sa démission d'officier ; il se décida à venir consulter à Paris, et voici ce que M. Huchard trouva le 9 novembre 1896

L'inspection du cœur ne révèle rien d'anormal, de même que la palpation, mais à l'auscultation on constate de suite un cœur instable : le moindre mouvement, la moindre émotion en modifie le rythme ; la systole est normale et les bruits du cœur à la pointe ne présentent aucune anomalie; par contre, au moment de la diastole, il existe un bruit surajouté qui débute au commencement de celle-ci et dont le maximum est dans la région xiphoïdienne et un peu au-dessus de celle-ci.

Nouvel examen deux jours après.

« Le souffle s'entend au-dessus de l'appendice xiphoïde et « jusque vers la 2ᵉ moitié du sternum; il s'étend sur la gauche et « va en mourant vers le mamelon sans propagation autre. »

Les changements de position du malade ne sont pas sans influence sur lui et le souffle diminue dans le décubitus ; il se prolonge moins, paraît superficiel et son timbre se modifie.

D'autre part, il n'y a aucun trouble circulatoire, tous les signes artériels et fonctionnels de l'insuffisance aortique manquent, le pouls est normal ; à noter cependant que le pouls gauche est plus faible que le droit. Divers tracés sphygmographiques ont été pris : ils sont absolument sans caractère.

Le diagnostic d'insuffisance aortique devait donc être abandonné, et le Dr Huchard affirma l'origine extra-cardiaque du bruit de souffle.

Ce malade fut adressé quelques jours après à M. le professeur Potain, qui confirma le diagnostic de souffle cardio-pulmonaire et élimina également d'une façon formelle l'existence de lésion organique du cœur avec insuffisance aortique.

Obs. V. — *Souffle diastolique préaortique cardio-pulmonaire.*
(Potain. *Clinique de la Charité*, p. 390, 1894.)

M. C. P..., âgé de 36 ans, grand, vigoureux, ayant assez d'embonpoint, mais vif et un peu irritable, avait toujours joui d'une fort belle santé, n'ayant eu que deux très légères atteintes de rhumatisme dans son enfance. Cinq ans avant que nous le vissions, il avait été affecté d'un très profond chagrin. Depuis cette époque, sa santé était troublée par des désordres nerveux multiples. Pesanteurs à la tête, absences, obnubilation passagère des idées, sensations bizarres de refroidissement subit, avec pâleur, décoloration des extrémités, essoufflements faciles, décubitus horizontal impossible. La constatation d'un bruit anormal au cœur avait fait attribuer tous ces accidents à une lésion chronique de cet organe.

En l'examinant, nous constatâmes en effet, outre un souffle mésosystolique, correspondant au 4ᵉ espace, un autre *souffle diastolique* doux, qui se faisait entendre au niveau du 2ᵉ espace sans y avoir de foyer bien défini. Ce bruit s'entendait d'ailleurs dans une très grande étendue. Il ne commençait pas exactement avec le second bruit, mais était un peu en retard sur lui. Le volume du cœur mesuré par la percussion était d'ailleurs absolument normal. Le pouls n'était en aucune façon celui de Corrigan. Le sphygmographe donnait un tracé normal, et le cardiographe ne révélait rien, si ce n'est une amplitude notable de l'impulsion cardiaque. Or, l'ancienneté des accidents ne permettait pas d'admettre qu'une lésion assez considérable pour produire un souffle intense et très étendu fût compatible avec le maintien du volume normal du cœur et l'absence de toute modification artérielle. Il fallait donc rejeter absolument la supposition d'une insuffisance aortique, et, au lieu de considérer la lésion cardiaque que le bruit de souffle semblait indiquer comme l'origine de tous les accidents nerveux, ne voir dans les troubles cardiaques qu'une conséquence de l'état névropathique.

Obs. VI. — *Souflle diastolique cardio-pulmonaire simulant l'insuffisance aortique.* Potain. Clin. Charité, p. 391. (Observation résumée.)

Un gardien de la paix âgé de 32 ans, atteint de bronchite persistante avec douleurs rhumatismales légères.

Cœur un peu gros. *Souffle diastolique aspiratif,* mais *extrêmement intense,* remplissant tout le grand silence et toute l'étendue de la région précordiale. A tous égards il avait les *apparences d'un souffle d'insuffisance aortique,* et si son maximun était reporté vers la pointe, ceci s'expliquait par le degré d'emphysème qui masquait les bruits de la base. Pouls régulier, tracé sphygmographique normal; pas de double souffle crural. Lorsque le malade est assis sur son lit, le souffle disparaît à la base et persiste seulement à la pointe; si on le faisait lever debout tout souffle disparaissait, puis le bruit anormal revenait graduellement; d'autres fois le souffle de diastolique devenait systolique.

Le malade contracta une pneumonie dans le service, pendant laquelle le gros souffle diastolique disparut, puis il reparut de nouveau.

Au bout de deux ans, avec des alternatives, le malade avait toujours son souffle et restait bien portant.

On pouvait objecter que l'insuffisance avait pu disparaître dans le cours de cette maladie infectieuse, et en réalité le fait existe, mais ici le souffle qui avait disparu à mesure que les battements cardiaques s'étaient accélérés, reparut de nouveau lorsque la fièvre, tombée, le cœur redevint calme et la rapidité des battements normale.

« Voilà un souffle persistant qui a présenté des carac-
« tères si semblables ceux du souffle de l'insuffisance aor-
« tique, qu'il était impossible à des gens même très experts
« en auscultation, mais non prévenus, de ne pas croire à
« l'existence de cette lésion et de ne point l'affirmer
« même. »

De plus, ce souffle, pendant la durée même d'une auscultation, disparaissait complètement sans qu'on pût en retrouver aucune trace.

Enfin, il y avait des jours où il apparaissait et disparaissait alternativement, parfois il prenait un timbre d'une tonalité identique à ceux de la respiration entendue dans le même point; à d'autres moments il revenait plus soufflant ; à certains jours on l'entendit très distinctement se transformer en bruit respiratoire saccadé.

Nous retrouvons là tous les signes des souffles cardio-pulmonaires : non seulement une variabilité extrême dans les caractères observés pendant deux ans, mais encore nous voyons souligné dans cette observation le rythme *mésodiastolique*, et, chose plus particulière, la transformation du souffle en bruit respiratoire saccadé

manifestement. Enfin les signes vasculaires ou fonctionnels de l'insuffisance n'ont jamais été trouvés (pouls
de Corrigan, crochet du tracé, double souffle crural, etc.).

Obs. VII. — *Souffle diastolique préaortique sans insuffisance.
Autopsie.* (Potain, Clinique de la Charité, 1894.)

Un garçon de 19 ans fut reçu à Necker en 1884 pour une tuber-
culisation granuleuse à laquelle il succomba au bout de trois mois.
Pendant son séjour dans les salles, on constata, outre les signes de
l'affection principale, l'existence d'un *souffle diastolique* qui se
faisait entendre le long du bord droit du sternum depuis la première jusqu'à la troisième côte. Ce bruit doux, *aspiratif*, présentait une très grande analogie avec celui de l'insuffisance aortique.
Mais il était plus superficiel, plus circonscrit, ne se propageait
pas de même. Enfin on ne trouvait aucun des signes artériels de
l'insuffisance.

Le malade ayant succombé, on ne trouva aucune altération des
orifices du cœur et de leur appareil valvulaire, notamment nulle
affection de l'aorte ni des sigmoïdes aortiques.

Obs. VIII. — Publiée par le Dr Duroziez. *Union médicale*, 1885,
sous ce titre : *Du souffle veineux simulant l'insuffisance aortique.* (Observation résumée.)

Mme C..., 40 ans, a été suivie pendant ses quatre dernières années
par le Dr Duroziez, de 1881 à 1885. Pas de rhumatisme articulaire.

En 1877, bronchite et anasarque.

En 1881, a été examinée au point de vue du cœur pour la première fois : on lui trouve un premier bruit très fort au niveau du
bord gauche du sternum, roulement au deuxième temps, sans
râpement présystolique. A droite, au niveau du sternum, deuxième

bruit dédoublé. En bas du sternum, souffle systolique non bruyant, très net, disparaissant vers la pointe et en haut du sternum. Les jugulaires ne sont pas développées ; pas le moindre pouls veineux, pouls un peu inégal et irrégulier. Mêmes signes jusqu'au 26 janvier 1882.

26 janvier 1882. Même absence de pouls veineux. Le souffle tricuspidien est moins éclatant. Les signes du rétrécissement mitral sont les mêmes. Dans l'intervalle la malade es tvue plusieurs fois. Le souffle persiste au bas du sternum, dans le creux épigastrique.

15 juin. Disparition du souffle en bas du sternum. Même rythme de rétrécissement mitral.

7 mars 1883. Souffle en jet de vapeur en bas du sternum, diminuant à mesure qu'on se rapproche de la pointe.

Le 9. Pas de souffle tricuspidien. Pas de bruit de râpe présystolique. Surtout des claquements.

14 juin. La malade prend 15 gouttes de teinture de digitale depuis trois jours. Pouls 76, inégal, irrégulier. En bas du sternum, *bruit strident au deuxième temps, après le deuxième claquement.* Pas de battement des carotides. Dédoublement du deuxième claquement ; bruit anormal au début et à la fin, non roulant, un peu soufflant.

14 août. *Piaulement en bas du sternum au deuxième temps.* Il vient après le battement de la carotide et de la radiale.

Le 23. Souffle au deuxième temps le long du sternum, un peu dur.

7 septembre. *Souffle en arrière.*

Le 19. *Souffle sibilant* au deuxième temps avec son maximum dans le creux épigastrique.

Le 20. Mêmes signes. Bruit piaulant au deuxième temps.

6 octobre. *Le souffle du deuxième temps n'a plus la même acuité.*

Le 27. Il reparaît. Le souffle est doux.

6 novembre. On retrouve le souffle au deuxième temps en bas du sternum.

Le 27. *Le souffle du deuxième temps a disparu.*

24 avril 1884. Pas de souffle au deuxième temps.

11 juillet. La malade a été très souffrante de son foie. Bruits considérables au cœur, bruits de toutes sortes, très enchevêtrés. On entend un *bruit aigu au deuxième temps* en bas du sternum.

11 novembre. Pouls inégal, irrégulier.

Dans le creux épigastrique, souffle fort au deuxième temps. Au cou, on entend le deuxième bruit. Le pouls est assez vif. Pas de souffle crural. Au cœur, bruit roulant. Pas de premier bruit fort, dédoublement du deuxième bruit.

En janvier 1885 la malade est encore dans les salles à peu près dans le même état, plus ou moins jaune, plus ou moins souffrante.

Autopsie, par M. Siredey, chef de clinique — L'œdème des membres et la teinte ictérique de la peau, qui persistaient depuis plusieurs mois, sont moins appréciables.

A l'ouverture de l'abdomen, il s'écoule environ deux litres d'un liquide citrin clair. Pas d'adhérences des anses intestinales.

Le foie est gros. A la coupe, il offre une exagération de l'apparence muscade.

Les *poumons* sont rouges, congestionnés, pas d'infarctus.

Les vaisseaux pulmonaires paraissent libres et perméables dans toute leur étendue.

Cœur. — Un peu de liquide dans le péricarde.

Le cœur est un peu plus globuleux qu'à l'état normal, légèrement augmenté de volume dans le sens transversal. On voit que l'augmentation de volume du cœur porte principalement sur sa partie droite et sur sa base. Les deux oreillettes distendues forment une masse aussi volumineuse que les ventricules. Le ventricule droit est notablement plus gros que le ventricule gauche. A la coupe le ventricule droit est rempli de caillots sanguins mous, noirâtres ; *l'orifice tricuspidien est dilaté, sans lésion appréciable de la valvule.* L'oreillette droite est également remplie de caillots, les orifices veineux ne présentent aucune particularité.

En incisant le ventricule gauche, on trouve sa cavité à peu près vide de sang, la cavité ventriculaire est d'ailleurs peu développée, et ses parois ne sont pas plus épaisses que celles du ventricule droit.

En écartant les parois du ventricule, on voit la valvule mitrale qui se présente dans la cavité ventriculaire comme un cône tronqué, jusqu'à un certain point comparable au museau de tanche. Ce cône présente à son extrémité une fente transversale en forme de boutonnière, dans laquelle on ne peut même pas faire pénétrer l'extrémité du petit doigt de bas en haut. L'orifice se ferme d'ailleurs facilement, et ne paraît nullement insuffisant.

En incisant l'oreillette gauche, on voit qu'elle est remplie de sang. Elle est d'ailleurs très notablement augmentée de volume, et déborde le ventricule en dehors. Ses parois sont épaissies et dures ; cette hypertrophie est manifeste jusque sur les fibres musculaires de l'auricule. Le sang qu'elle contient est surtout formé de caillots mous, noirâtres, mais on trouve dans l'auricule de petits caillots plus pâles et plus durs, qui sont incrustés dans les anfractuosités des muscles.

Les *valvules sigmoïdes aortiques sont saines.* — L'auteur ne trouve pas d'explication à ce souffle diastolique si mobile et si variable dans son moment et dans son intensité ; par exclusion il le localise dans la veine cave inférieure ; mais rien dans l'examen des pièces anatomiques n'a été relevé en faveur de cette hypothèse. Nul doute que nous n'ayons là un nouvel exemple de souffle diastolique cardio-pulmonaire.

Obs. IX. — *Souffle diastolique permanent de la base du cœur. Autopsie.* Weil. *Écho médical,* Lyon, 1897. (Observation résumée.)

Rear M..., 14 ans. A eu la coqueluche, la scarlatine et la chorée. A été examinée pendant 4 ans.

Elle a présenté un souffle diastolique de la base en jet de vapeur, augmentant par la pression du stéthoscope ; son maximum siège dans le 3e espace à gauche du sternum, il est persistant et ne se modifie pas avec les changements de position de la malade, il se propage le long du sternum.

Nous relevons dans l'observation des variations considérables d'intensité et de propagation ; un jour limité à la base, il se propage ensuite le long du sternum ou bien s'entend dans toute la région préventiculaire. On a posé successivement pendant la vie les diagnostics d'insuffisance aortique, de rétrécissement mitral, d'insuffisance pulmonaire et d'affection congénitale.

Après la mort on constate l'intégrité des valvules et des orifices.

L'auteur invoque la compreseion veineuse, mais reconnaît « qu'il n'a pu la prendre sur le fait ». Il nous semble très probable que ce soufflle était d'origine cardio-pulmonaire de par les variations de timbre, d'intensité et de siège.

Obs. X. — Souffle diastolique anorganique. (M. Huchard.)
Inédite.

Mme F..., 36 ans. Malade de la ville. Cette malade d'aspect pâle, et anémique, eut des attaques de rhumatisme articulaire en 1882 et en 1885. La durée de ces attaques fut d'environ quatre semaines, chaque fois.

Elle vint consulter le 13 avril 1896 pour des malaises dont le début remontait au mois d'octobre précédent. A cette époque, en effet, elle aurait été atteinte de congestion pulmonaire, et depuis lors elle serait très facilement oppressée et éprouverait, en montant, un point douloureux au niveau de l'épigastre.

Le diagnostic du médecin traitant fut : maladie de Basedow à forme fruste, écartant l'hypothèse d'une maladie organique du cœur.

Voici ce que l'on constate :

Excitation très grande du cœur avec arythmie marquée. Les battements sont violents, et à la pointe on trouve un très léger roulement présystolique, sans dédoublement du deuxième bruit.

A la base, il existe un *souffle au deuxième temps*, qui n'est pas à la diastole même, mais la suit immédiatement. Le maximun de ce souffle est à *gauche du sternum*.

Le *pouls* ne présente aucun des caractères du pouls de Corrigan et il n'existe aucun autre symptôme d'une insuffisance aortique même légère.

Aucun signe également d'une insuffisance pulmonaire, à laquelle pouvait faire songer le siège du souffle. Pas de dyspnée ni de troubles pulmonaires d'aucune sorte.

Le seul diagnostic possible était celui de souffle diastolique cardio-pulmonaire.

Obs. XI. — *Souffleue qil diasto anorganique.* (M. Huchard.)
Inédite.

Mme R..., 30 ans. Malade de la ville. Mariée, sans enfants, se plaint de troubles cardiaques, palpitations, essoufflement. Le soir, elle aurait un peu d'œdème des malléoles.

Cette malade n'accuse aucune maladie ayant pu toucher son cœur, ni rhumatisme ni infection quelconque. Seulement des troubles dyspeptiques fréquents s'accompagnant d'une distension très évidente de l'estomac. Plusieurs fois, ces accès de dyspnée et de palpitations se terminèrent par une véritable crise nerveuse.

A l'examen du cœur, on trouve la pointe au-dessous du mamelon, nullement déviée en dehors. On entend à ce niveau un claquement d'ouverture de la mitrale très accusé, avec un retentissement du deuxième bruit, très net, sans dédoublement, ni souffle présystolique.

Mais dans la région moyenne du cœur s'entend un *souffle*

diastolique presque en *jet de vapeur*, qui se perçoit à la partie inférieure du sternum, mais s'atténue vers la base.

Le diagnostic de rétrécissement mitral semble indiscutable. Mais l'interprétation du souffle diastolique est plus difficile. Cependant l'absence des caractères du pouls et des autres signes artériels et fonctionnels de l'insuffisance aortique fit écarter ce diagnostic. Il en était de même pour l'insuffisance pulmonaire. Par exclusion, le diagnostic de souffle cardio-pulmonaire fut adopté.

Obs. XII. — *Souffle diastolique « accidentel ». Autopsie.* — Weiss. *Wiener Medizin. Wochensch.*, n° 6, fév. 1880. (Observation résumée.)

Il s'agit d'une femme de 57 ans, qui eut il y a neuf ans une pleurésie compliquée d'hépatite.

Il y a 2 mois, il survint de la dyspnée qui persista très intense, et depuis deux semaines apparaît de l'œdème des extrémités inférieures, et de la cyanose des muqueuses. Le pouls était petit, fréquent. Au *cœur* on entend un souffle systolique et *un souffle diastolique* faible, dans le 4ᵉ espace.

Dans la région sternale gauche, on entend un souffle diastolique dont le timbre varie entre le sifflet et le bourdonnement et que l'on pourrait mieux encore comparer au bruit d'un fouet court.

Deuxième bruit pulmonaire bien frappé.

Bruits normaux dans les carotides, absence de souffle dans les jugulaires.

L'auscultation avec l'état de cyanose généralisée, firent diagnostiquer une insuffisance avec rétrécissement mitral.

Autopsie. — Les valvules semi-lunaires et la tricuspide sont normales ; la mitrale un peu épaissie sur son bord libre ; le cœur droit hypertrophié.

Les lésions attendues ne furent point rencontrées... « donc le caractère diastolique du souffle était purement accidentel ».

Obs. XIII. — (Chauffard. *Journ. des Pratic.* 21 décembre 1895.)
(Obs. résumée.)

Une femme de 58 ans, guérie d'un kyste hydatique du foie, présente en outre des signes de cardiopathie ancienne, suivie de plusieurs crises d'asystolie.

On trouve un souffle systolique et présystolique à la pointe, rien à la base. Dix-huit mois après, elle est en pleine asystolie avec anasarque, cyanose, gros foie, albuminurie, congestion pulmonaire. Mêmes signes d'auscultation à la pointe du cœur, mais à la base, pour la première fois, on trouve un *souffle diastolique aspiratif*. Mort. A l'autopsie : cœur, double lésion mitrale et insuffisance tricuspide, l'aorte est saine et les *valvules suffisantes*. Pas d'insuffisance pulmonaire.

M. Chauffard conclut qu'il s'agissait très probablement d'un souffle cardio-pulmonaire diastolique.

Obs XIV. — (Le Gendre. De quelques gros foies. *Sem. médicale,*
20 janvier 1897.)

Il s'agit d'un homme âgé, gras, d'une pâleur extrême, emphysémateux, bronchitique, artérioscléreux. En l'auscultant on lui trouve à la base du cœur un bruit de *souffle diastolique* se propageant peu au delà du foyer aortique, et qui, s'ajoutant à l'athérome des radiales et des temporales, *fit admettre une insuffisance des valvules sigmoïdes* de l'aorte, due au processus athéromateux.

La malade avait eu, à diverses reprises, des signes de dilatation du cœur droit, et on aurait pu penser qu'il finirait par mourir en asystolie.

Mais les choses tournèrent autrement. Son estomac, depuis longtemps dilaté, devint le siège de fermentations anormales. Le foie, qui ne s'était que passagèrement hypertrophié, augmenta de volume d'une façon continue, tout en restant lisse. Cette hypertrophie très rapide s'accompagna d'amaigrissement et d'œdème des jambes, si bien que le diagnostic de cancer primitif en masse fut porté.

Le malade finit par se tuer d'un coup de revolver à la tempe.

L'autopsie confirma le diagnostic de cancer en masse de la variété dite en amande ; mais on constata le fait très intéressant suivant : « Malgré *l'existence du bruit de souffle diastolique* « *perçu d'une façon constante pendant la vie, au niveau de* « *l'orifice aortique, les valvules étaient suffisantes.* C'est là un « exemple de ces bruits extra-cardiaques de la base, beaucoup « plus rares que ceux de la partie moyenne et plus difficiles encore « à dépister. »

Obs. XV.— *Souffle extra-cardiaque, diastolique de la région aortique chez un malade atteint de sténose mitrale et de symphyse péricardique.* Teissier. (Observation résumée.) Inédite.

X..., âgé de 45 ans, entré le 2 juin 1897, salle Bouillaud, lit n° 24.

Père mort d'accidents ; mère morte à 75 ans.

Rhumatisme articulaire à 13 ans pendant 2 mois.

A été 7 ans soldat en parfaite santé, puis a fait 6 ans de service en Afrique où il a eu les fièvres.

Il y a 4 ans, pour la première fois, le malade ressent des palpitations et de la dyspnée d'effort. Il entre à Necker (M. Cuffer) ; il fut soigné pour une affection du cœur, qui depuis l'a empêché de travailler et l'oblige de nouveau à entrer à l'hôpital.

Voici ce que l'on constate : cœur volumineux, 179 c. c. de surface ; la pointe répond à la 6ᵉ côte ; elle ne se déplace pas avec les changements de position du malade.

L'oreillette droite déborde un peu, la matité de l'oreillette gauche est augmentée. On constate à l'auscultation un *souffle diastolique, plutôt mésodiastolique*, ne masquant pas le 2ᵉ bruit aortique. Il se perçoit très nettement au niveau de cet orifice. Il est doux, *légèrement aspiratif*, et ne se propage pas ; il est constant.

En raison de l'hypertrophie cardiaque existante, de la présence d'un pouls un peu fort, d'un très léger degré de pouls capillaire, et malgré *l'absence de double souffle* crural, le diagnostic d'insuffisance aortique est posé.

Or ce souffle constaté par tout le service le jour de l'entrée, avait totalement disparu le lendemain et n'a plus reparu depuis.

CONCLUSIONS

I. — De nombreux états pathologiques peuvent venir modifier les bruits normaux de la base du cœur au moment de la diastole.

II. — Tous les bruits rythmés perçus dans la région basilaire ne se passent pas dans le cœur.

III. — Il existe des *souffles extra-cardiaques, anorganiques, systoliques* et *diastoliques* dans la région basilaire et dans la région moyenne de la zone cardiaque.

IV. — Les souffles diastoliques comme les souffles systoliques reconnaissent une origine *cardio-pulmonaire*.

V. — Les souffles cardio-pulmonaires diastoliques sont plus rares que les souffles systoliques.

VI. — Les souffles diastoliques peuvent occuper à la base les régions préaortiques et préinfundibulaire, et, dans la zone moyenne, la région sternale et la région xiphoïdienne.

VII. — Le timbre des souffles cardio-pulmonaires est le plus souvent doux ; il peut être très intense, en jet de de vapeur (obs. II), serratique (obs. I) et même piaulant.

VIII. — Rares chez l'enfant (poumon très souple et lame pulmonaire très mince) et le vieillard (emphysème, gros cœur, etc.), ils sont plus fréquents chez l'adulte.

IX. — Ces souffles ont une grande importance dans la médecine militaire (obs. VII) et l'on peut citer de nombreux cas de souffles cardio-pulmonaires où des jeunes gens ont été dispensés du service pour une cardiopathie fausse, caractérisée seulement par un bruit de souffle systolique ou diastolique.

X. — Les souffles basilaires cardio-pulmonaires doivent être différenciés non seulement d'avec les souffles organiques (*insuffisance aortique* et *pulmonaire, rétrécissement mitral* et *tricuspidien,* souffle de la zone moyenne, *ectasie aortique, malformation congénitale),* mais encore d'avec les autres bruits extra-cardiaques qui se produisent au même lieu et au même temps (frottements péricardiques, péricardite de la base et frottements pleuraux).

XI. — Les nombreuses affections que les souffles anorganiques de cette région peuvent simuler donnent une importance toute spéciale au diagnostic qui est parfois extrêmement difficile (Huchard, obs. VI).

XII. — Même dans les cas très difficiles, le diagnostic peut être posé.

XIII. — Dans les cas difficiles et de longue durée, la mensuration du cœur est indispensable pour établir définitivement le diagnostic (cas de dix ans à douze ans de durée sans modification de volume du cœur) (Huchard).

XIV. — Les caractères généraux des souffles cardio-pulmonaires, tels qu'ils ont été établis (Potain), se retrouvent ici, mais certains signes prennent une valeur particulière dans le cas de souffle diastolique :

XV. — Les bases du diagnostic des souffles diastoliques cardio-pulmonaires basilaires sont :

1° La localisation exacte et le défaut de propagation ;

2° Le défaut de synchronisme avec la diastole (mésodiastolisme) ;

3° L'absence de modification du cœur dans les cas de longue durée ;

4° L'absence de troubles vasculaires et fonctionnels qui ont une valeur supérieure à celle des signes fournis par l'auscultation même.

IMPRIMERIE LEMALE ET Cie, HAVRE